LETTRE

SUR LES

MOTIFS DE PRÉFÉRER LA TAILLE

A LA LITHOTRITIE.

CHEZ LES VIEILLARDS ATTEINTS DE LA PIERRE.

LETTRE

A M. AUGUSTE MERCIER

SUR LES

MOTIFS DE PRÉFÉRER LA TAILLE

A LA LITHOTRITIE

CHEZ LES VIEILLARDS ATTEINTS DE LA PIERRE

PAR

LE Dr FÉLIX BRON

Chevalier de l'Eperon-d'Or,
Ancien chef de clinique chirurgicale,
Lauréat de l'Ecole de médecine, ancien interne des hôpitaux de Lyon,
Membre de la Société impériale de médecine
et de la Société des Sciences médicales
de Lyon,
Membre correspondant
de la Société impériale de médecine de Bordeaux,
de la Société de médecine et de chirurgie
de Montpellier.
etc.

LYON

IMPRIMERIE D'AIMÉ VINGTRINIER

RUE DE LA BELLE-CORDIÈRE, 14

1864

LETTRE

A M. AUGUSTE MERCIER

SUR LES

MOTIFS DE PRÉFÉRER LA TAILLE

A LA LITHOTRITIE

CHEZ LES VIEILLARDS ATTEINTS DE LA PIERRE.

La spécialité de vos travaux sur les voies urinaires, l'autorité dont vous jouissez à si juste titre par vos écrits et votre grande expérience, et enfin la bienveillance avec laquelle vous avez accueilli mes essais, m'engagent à vous adresser l'observation suivante pour la soumettre à votre appréciation, ainsi que les conclusions dont je la fais suivre.

On rencontre des calculs à tout âge qui se manifestent chez presque tous les sujets par des symptômes à peu près semblables. Les organes où ils siégent présentent cependant des différences, soit physiologiques soit matérielles, selon l'époque de la vie où ils surviennent.

La sensibilité de l'enfant et de l'adulte est plus développée que celle du vieillard ; la contractilité qui est en rapport direct avec la sensibilité est plus grande aussi.

La muqueuse est saine chez le premier, congestionée chez le second ; et la fonction urinaire qui se fait bien dans la première moitié de la vie, est toujours plus ou moins irrégulière dans la vieillesse.

Le col de la vessie, libre et très-dilatable dans le jeune âge, est modifié plus tard par l'hypertrophie sénile de la prostate qui l'obstrue dans quelques cas et le laisse béant dans d'autres. Bien plus, le vieillard a le tissu veineux très-développé. Chez lui la vitalité est moins grande ; les plaies se transforment facilement en ulcères et celles qui existent au périnée se compliquent souvent d'infection putride.

Toutes ces considérations ont motivé une ligne de conduite généralement suivie par les chirurgiens qui, effrayés des accidents produits par les plaies, ont proscrit, en fait, si ce n'est en droit, la taille chez les vieillards pour la réserver aux enfants. La lithotritie, moins effrayante, a la préférence presque exclusive.

Examinons la valeur de ces deux méthodes.

Voici un fait qui, étudié au point de vue de l'anatomie pathologique, n'a rien d'anormal pour un vieillard. — Il servira à fixer les idées sur ce que je veux mettre en relief.

Calcul vésical ; — Hypertrophie des granulations sus-montanales; saillie d'un lobule sur le lobe latéral gauche de la prostate. Cystite purulente. État général mauvais et inquiétant. Taille latéralisée. — Difficulté que présente la sortie du calcul. — Incision de la portion sus-montanale et excision du lobule gauche de la prostate. — Analyse du calcul. — Guérison rapide. — Réflexions.

M. B..., âgé de 74 ans, avait depuis 2 à 3 ans des besoins d'uriner un peu plus fréquents ; une sensation de chaleur dans l'urètre, plus vive à la fin de la miction. L'urine était trouble, très-odorante et contenait des mucosités et du pus. Le jet était faible et irrégulier. Il éprouvait de la pesanteur à l'anus. Le malaise s'irradiait dans tout le bassin. Depuis quelque temps, il maigrissait ; les digestions étaient laborieuses. Il était dans un état maladif continu, sans douleurs bien vives, mais sans calme complet.

Le Dr Ravanat qui donnait des soins à M. B... a attribué ces symptômes à la présence d'une pierre qu'il a constatée par le cathétérisme et l'a adressé à M. Barrier pour qu'il l'opère.

Voici le résultat du cathétérisme que j'ai pratiqué moi-même à plusieurs reprises et qui nous a servi non-seulement à reconnaître l'existence de la pierre, mais encore à apprécier l'état des parties avec lesquelles elle était en rapport.

L'urètre était libre jusque dans la région prostatique ; mais là, pour faire pénétrer la sonde plus avant et arriver jusque dans la vessie, il a fallu incliner le pavillon en bas entre les jambes du malade et dépasser l'axe du tronc.

Elle s'est enfoncée doucement, sans secousse brusque et a donné issue à l'urine. Cependant elle n'a été libre qu'en l'enfonçant encore de 3 à 4 centimètres environ.

Dans les mouvements de latéralité qu'on a pu seulement alors lui imprimer, le bec de la sonde incliné à droite a donné à la main la sensation de la pierre ; et la percussion, un son clair, appréciable aux personnes présentes.

En l'enfonçant et en la retirant, on a produit le choc sur une étendue de près de 3 centimètres.

Cette première donnée sur le volume qu'elle pouvait avoir étant insuffisante, on a introduit un lithotriteur pour en mesurer le diamètre. Mais il a été impossible de l'ouvrir à cause des contractions de la vessie et des douleurs qu'elles occasionnaient.

Toutefois, si nous n'avons pas été renseigné sur ce point, la courbure brusque de l'instrument nous a permis de constater un obstacle de plus que la sonde ordinaire ne pouvait révéler. Quand son extrémité a traversé la région prostatique, le pavillon s'est incliné à droite avant de pénétrer dans la cavité vésicale.

Cette première exploration n'a pas été poussée plus loin.

Si elle nous donnait des renseignements incomplets sur la pierre elle-même, elle nous en donnait de très-précis sur les organes où elle siégeait et qu'elle avait à traverser. Ainsi, l'urètre était libre ; mais la région prostatique était obstruée par une hypertrophie de la portion sus-montanale qui le déviait en haut — et du lobe gauche qui le portait à droite. — Bien plus, le développement vertical des lobes latéraux allongeait l'urètre en refoulant en haut le col de la vessie à qui il donnait jusqu'à un certain point la forme d'un goulot de bouteille.

Quant à la pierre, le son clair qu'on produisait en frappant sur elle nous a fait penser qu'elle était dure, — et l'étendue où on la sentait, qu'elle était volumineuse.

Ces renseignements très-précis n'ont pas hâté la décision de M. Barrier. Pendant quelque temps on a fait des injections dans la vessie pour l'habituer à se laisser distendre et faciliter la lithotritie, mais elle s'est toujours montrée rebelle et les injections sont devenues bien vite le sujet de grandes appréhensions et de vives douleurs. On y a renoncé.

Broyer la pierre sans pouvoir distendre la vessie au moyen d'une injection, c'eût été s'exposer à de graves accidents. — M. Barrier a abandonné alors cette idée que sa patience seule eût pu mener à bonne fin.

La lithotritie en effet, dans le cas présent, eût été longue et difficile, parce que la pierre était grosse et dure. Elle eût été dangereuse, parce que des fragments se seraient infailliblement logés dans le col qui présentait un entonnoir parfaitement disposé pour les recevoir ; et elle eût été incomplète, parce que les obstacles que présentait la prostate les eussent toujours empêché de sortir.

On a laissé reposer quelques jours le malade et le 2 décembre 1863 on a pratiqué la taille latéralisée.

Le malade, placé dans la position habituelle pour cette opération, a été endormi avec l'éther, par M. Ferrand.

On a introduit le cathéter ; et les bourses étant relevées, on a incisé le périnée avec le bistouri et le col de la vessie avec le lithotome caché auquel on avait donné une ouverture de 2 centimètres.

On a saisi ensuite le calcul avec les tenettes ; mais on n'a pu l'extraire. Les nombreuses tentatives qu'on a faites pour cela avec des pinces de différentes formes, ont fait penser qu'il se plaçait transversalement. On a donc cherché à le faire basculer avec le doigt, et comme de nouveaux angles venaient toujours se présenter sur les côtés qui rendaient toutes les manœuvres infructueuses, M. Barrier s'est décidé à casser le calcul au moyen d'un lithotriteur. Il joignait ainsi la lithotritie à la taille.

Cette seconde manœuvre a démontré par la peine qu'il a eue, combien la pierre était dure.

De petits fragments qui ne formaient que l'écorce de la pierre, ont été retirés sans peine. Mais quand il a fallu extraire la grosse portion, les mêmes difficultés se sont reproduites, et, comme avant, il a été impossible de l'engager même dans la plaie.

En examinant la région avec le doigt, l'instrument étant en place, on a vu alors quel était le vrai obstacle. La portion sus-montanale de la prostate formait une barrière qui était refoulée en avant, et un lobule saillant sur le lobe gauche, s'insinuait au devant de la pierre entre les branches des tenettes ; — de telle sorte que les tractions entraînaient le périnée en masse, et la plaie ne s'entr'ouvrait pas pour la laisser passer.

Les tenettes ont été dégagées. Alors M. Barrier, avec le bistouri boutonné, a incisé le lobe moyen ; puis il a excisé avec des ciseaux le lobule qui faisait saillie.

Ces deux petites opérations n'ont rien présenté de particulier. Le calcul a ensuite été retiré sans effort.

Les suites ont été des plus simples. — Le 3, M. B.... a
eu un léger frisson qui a disparu en appliquant des linges
chauds sur le corps et en lui donnant des boissons chaudes.
C'est le seul accident qu'il ait eu.

A dater du 6 décembre, l'urine est passée en partie par
la plaie et en partie par le canal. Vingt jours après l'opération, la plaie, complètement cicatrisée, n'a plus laissé
passer l'urine..

Depuis le jour de l'opération, M. B..., n'a pas éprouvé le
moindre malaise du côté des organes urinaires.

Examen et analyse du calcul. — Il a une forme arrondie,
présentant de nombreuses aspérités qui en font presque un
cube, — ce qui explique pourquoi, malgré sa position entre
les mors de la tenette, il présentait toujours deux angles
qui arc-boutaient sur les côtés.

Il a le volume d'une grosse noix et pèse 23 grammes.

Scié par le milieu, on voit qu'il est formé par la superpo-
sition de couches plus ou moins foncées en couleur. Au
centre, il existe un noyau ressemblant à un pois.

La consistance est à peu de chose près la même dans tous
les points.

Voici le résultat de l'analyse faite par M. Ferrand.

Exposée à la chaleur, la poussière de ce calcul donne tout
d'abord une odeur de corne brûlée , mais bientôt après une
odeur cyanhydrique (d'amandes amères), caractère qui in-
dique la présence d'acide urique.

Exposée directement au feu, la carbonisation continuée,
ne laisse aucune trace de cendre ou de matière animale :
preuve qu'il n'y a point de sels calcaires, phosphatiques ou
oxaliques.

2me *essai.* — Un fragment pulvérisé, projeté sur une dissolution de potasse caustique, à froid, s'y dissout entièrement et ne dégage aucune vapeur ammoniacale. — D'où il résulte que ce calcul ne contient pas de sel ammonique.

3me *essai.* — Une parcelle enfin de ce même calcul, traitée à chaud dans une capsule de porcelaine, par quelques gouttes d'acide nitrique, développe bientôt sur le blanc de l'émail une très-belle couleur purpurine. — Caractère exclusivement propre à l'acide urique.

Cette dernière preuve fournit la démonstration la plus certaine de la composition urique de ce calcul; — et l'ensemble des expériences ci-dessus, établit qu'il est exclusivement formé de cet élément.

Il y a deux points importants dans cette observation : le diagnostic qui a motivé l'opération de la taille , et les obstacles de la prostate qui ont nécessité deux opérations secondaires.

La prostate chez les vieillards augmente de volume ; et selon la forme qu'elle prend en se développant, elle produit des effets différents.

Quand l'hypertrophie est régulière, les lobes latéraux se pressent l'un contre l'autre , gênent l'excrétion urinaire, mais ne l'empêchent pas. S'ils prennent la forme sphérique, en se repoussant mutuellement, ils favorisent l'incontinence d'urine. — Ce n'était pas le fait de notre malade.

Mais si l'hypertrophie est irrégulière, et c'est le cas le plus fréquent, la partie saillante d'un côté déprime ou déjette celle qui lui est correspondante sur le côté opposé. — Elle dévie le canal en même temps qu'elle l'oblitère par un mécanisme de soupape.

Que cette saillie existe sur un lobe latéral, ou qu'elle soit la conséquence de l'hypertrophie des granulations sus-montanales, le résultat est le même. Dans ces cas il y a toujours obstacle matériel et rétention d'urine plus ou moins complète.

Si donc l'examen du malade nous fait reconnaître ces obs-tacles, devons-nous passer outre et faire la lithotritie quand même ?

Un enthousiasme irréfléchi a voulu faire admettre la li-thotritie comme méthode absolue devant exclure la taille. Et comme chez les vieillards le système veineux est très-développé, que la prostate en particulier et le col de la vessie sont entourés d'un lacis très-considérable de vais-seaux souvent variqueux et que c'est là le plus habituelle-ment le point de départ des accidents qui surviennent chez eux, on s'est cru en droit de la proscrire.

C'est là une exagération qui nuit plutôt qu'elle ne sert à la méthode qu'on soutient.

Examinons ce point en nous appuyant sur l'exemple que je viens de citer — et qui n'est pas à beaucoup près un cas exceptionnel.

Si on opère un calculeux, c'est pour le guérir. Or, la li-thotritie peut-elle amener la guérison dans les cas ana-logues ?

Quand la prostate est hypertrophiée irrégulièrement, le col vésical est oblitéré plus ou moins complètement et le ca-nal est toujours dévié. — Il y a, dans ces cas, gêne pour uriner et, à un degré plus avancé, rétention complète.

Si donc l'urine, qui est liquide, ne peut passer, comment peut-on espérer voir les graviers sortir ? Ils ne s'engageront même pas, et l'opération sera nulle.

Le chirurgien sera réduit à retirer, avec le lithotriteur à cuillers, toutes les parcelles qu'il pourra ramasser dans la vessie, — et comme il ne peut en ramener qu'une très-petite quantité à la fois, l'opération sera longue. Le pas-sage réitéré et l'écartement des branches sera une cause de souffrance et de lésion du canal. Ce sera donc à ce point de vue, une opération qui aura pour moindre inconvénient d'être longue et douloureuse.

Quand les lobes latéraux sont hypertrophiés dans le sens vertical, ils donnent au col la forme d'un entonnoir. M. B..., en est un exemple.

Les graviers alors par la forme seule de la région où ils sont poussés par les contractions vésicales, s'engagent dans le col ; mais ils ne peuvent le franchir parce que le canal est obliquement aplati. Ils y restent donc et s'y creusent une place. — Dans ce cas il y a plus que de la souffrance à redouter pour le malade ; il y a du danger.

En voici un exemple.

Au mois de décembre 1862, j'ai opéré par la lithotritie M. M......, capitaine d'artillerie en retraite, d'un calcul qui avait le volume d'une petite noix ; j'étais assisté par le Dr Emile Coutagne.

Après avoir examiné avec la sonde de Mercier l'état du col de la vessie, je reconnus une hypertrophie régulière et verticale des lobes latéraux de la prostate qui lui donnaient une forme allongée. — Ne trouvant aucune déviation, je ne crus pas devoir me soustraire pour cette seule raison à ce précepte des auteurs : de faire toutes les fois qu'on le peut la lithotritie de préférence à la taille.

Je la fis donc ; et dans ma première séance je cassai le calcul en un assez grand nombre de morceaux. Je me félicitai tout d'abord du parti que j'avais pris par l'aisance que j'eus dans cette opération. Mais le lendemain et trois jours après je fus appelé en toute hâte pour retirer un gravier qui s'était engagé dans le canal. Je retirai le premier qui était venu dans la portion pénienne et je repoussai dans la vessie le second qui était resté dans la partie profonde du canal.

Ces deux accidents passagers n'eurent aucune suite fâcheuse. M. M..., put ensuite uriner librement et sans douleurs.

Quelques jours après il survint une fièvre continue. J'examinai de nouveau le canal extérieurement en le pressant avec le doigt dans toute son étendue et intérieurement en pratiquant le cathétérisme; je ne trouvai rien. La sonde traversa l'urètre sans difficulté, rencontra, il est vrai, des graviers massés au col, mais parvint sans peine dans la cavité vésicale. M. M..., du reste, *urinait sans difficulté* et le *jet était fort et franc.*

La fièvre persista huit jours encore sans que rien en trahît la cause réelle ; puis survint un gonflement au périnée au devant de l'anus et finalement un abcès. Je l'ouvris, et je retirai du fond de la plaie deux graviers. Le pus, en s'écoulant, laissa sur le drap une grande quantité de sable.

J'interrompis les manœuvres de lithotritie et je portai toute mon attention à donner issue aux petits fragments pour laisser cicatriser la plaie. Mais j'eus à lutter pendant longtemps contre de nouvelles apparitions ; et, craignant de voir la plaie du périnée se changer en fistule permanente, je résolus de tarir la source de ces ennuis continuels en achevant le broiement de la pierre aussi rapidement que possible.

Comme opération, je n'ai eu aucune difficulté à surmonter; après chaque séance j'ai injecté la vessie à grande eau en me servant de la sonde évacuatrice percée d'énormes trous. Dans l'intervalle, j'ai conseillé à M. M..., de ne jamais uriner que couché. Mais de nouveaux graviers, malgré ces précautions, se sont engagés et ont amené la formation de la fistule que je redoutais, et de plus le rétrécissement du canal.

L'hypertrophie dans le sens vertical des lobes latéraux peut donc être une contre indication puisqu'elle favorise des accidents. — La lithotritie est dans ces cas une opération dangereuse.

Est-ce au moins une opération radicale ? — Non plus.

L'étude anatomo-pathologique nous montre que lorsqu'il survient une modification dans l'état de la prostate, ce sont les granulations sus-montanales qui se développent les premières et que lorsque les autres parties prennent de l'accroissement, celle-là y participe toujours dans une proportion plus ou moins grande.

Or, qu'arrive-t-il ? Si les granulations s'hypertrophient peu, elles obstruent la portion urétrale où elles restent logées. Elles gênent le passage si elles ne l'interceptent pas. — Et si elles s'hypertrophient beaucoup, elles font saillie et se développent du côté de la vessie. Elles s'y présentent sous forme de tumeur plus ou moins pédiculée et bouchent toujours plus ou moins l'ouverture, comme le ferait une soupape.

Dans l'un comme dans l'autre cas, le canal n'est pas libre.

Bien plus, la saillie que fait le lobe moyen laisse à sa base un cul de sac où infailliblement les petits fragments viennent se loger et restent souvent inaperçus.

Là, ils deviennent le noyau de nouveaux calculs qui se développent peu à peu et qui se manifestent au bout d'un temps plus ou moins long.

Cet obstacle, que je signale ici comme une contre-indication à la lithotritie, est chez bien des malades une cause première de calculs.

Je serais heureux de trouver une statistique qui m'édifierait sur ce point, car en rassemblant mes souvenirs, je me rappelle peu de vieillards lithotritiés ayant eu une pierre, je ne dirai pas grosse, mais d'un volume moyen, qui aient été guéris radicalement; ils ont presque tous eu des récidives. Et si je rapproche de cette nécessité de faire de nouvelles manœuvres, la congestion permanente des voies urinaires qui constitue le catarrhe de la vessie, je crois que cette observation est bien digne d'être prise en considération.

Ainsi la lithotritie est une opération fort délicate et chan-

ceuse dans un âge avancé. Elle est dans la presque totalité
des cas, — en n'envisageant que l'état des parties, — douloureuse, souvent dangereuse, plus souvent encore incomplète dans ses résultats.

Elle présente d'autres difficultés, mais qui tiennent au
calcul. S'il est dur et volumineux, c'est une opération difficile et longue. Je ne fais que mentionner ce point qui sort
du cadre que je me suis tracé, en ce que c'est une contre-
indication qui peut se présenter à tout âge.

Quels accidents présente la taille qui fasse contre-poids à
ce que je viens de dire? L'incision de tissus vasculaires et
la crainte de provoquer une infection putride.

Cet accident seul est effrayant, car la vie est en jeu, et je
comprends qu'en présence d'une telle alternative on ait
poussé à l'excès la préférence qu'on accorde à la lithotritie.

Mais la crainte n'est pas la certitude.

Toutes les plaies peuvent donner ces craintes; l'infection
putride n'est pas un accident particulier aux plaies péri-
néales. Qu'elles soient, eu égard à la vascularité de la région,
plus sujettes à cette complication que celles qui sont sur
d'autres points du corps, je l'accorde. Mais on peut la pré-
venir, et je crois l'avoir démontré dans un précédent travail
sur l'*infection putride et le pansement des plaies*. (*Revue de
thérapeutiq. medic. chirurg.*, 1862, p. 512, 539, 563, 595.)

Les statistiques d'opérations de taille ne sont pas d'ailleurs
toutes terribles. Qui ne se rappelle parmi nous les séries
heureuses de Bouchet, Viricel, Janson et Gensoul? Le se-
raient-elles terribles, cela ne tiendrait pas exclusivement à
l'âge. Les plaies du périnée guérissent comme les autres. Si
elles se compliquent, cela tient à d'autres causes. — Et
puisque le ton est donné par les hôpitaux, voyons dans
quelles conditions s'y trouvent les opérés.

Ils sont dans un lit creusé de longue main dans le milieu
où le siége trouve sa place. Comme ils perdent leur urine

et que la plaie suppure, le linge est imprégné d'urine et de pus. Il n'y a qu'à soulever la couverture pour se convaincre de la présence du foyer d'infection.

Je sais que les chefs de service veillent à ce que ces malades soient toujours au propre et au sec, et que le personnel s'y conforme de son mieux. Je n'incrimine personne; mais c'est matériellement impossible.

Ces malades se bougent difficilement, un peu parce qu'ils sont âgés, un peu parce qu'ils sont souffrants, et ils restent dans les conditions les plus favorables à faire naître les complications dont nous parlons. Pour les nettoyer, on les découvre, et ils prennent froid. Le froid joint son action hyposthénisante à celle de l'âge et de l'opération. L'aération même, si nécessaire dans les grandes salles de nos hôpitaux, est souvent pour eux une cause de refroidissement. Elle provoque le frisson du début qui trop souvent est le signal de notre impuissance contre les accidents qui vont survenir.

Quelle plaie résisterait à de pareilles conditions? Si nous comparons ces résultats avec ceux qu'on obtient chez les malades qu'on opère dans leur famille, nous ne voyons rien de semblable, et la proportion des succès et des revers rentre dans les limites que la statistique donne pour les opérations en général.

La plaie, en effet, étant la préoccupation de tous les instants, est toujours dans un état de propreté parfaite.

Les soins minutieux de propreté rendent l'infection putride impossible, et les malades, affranchis de leurs souffrances justement parce que la cause n'existe plus, guérissent... malgré leur âge.

Je reprends ma pensée et je la résume :

A partir de cinquante ans, la prostate augmente de volume et amène des modifications dans l'excrétion urinaire.

Ce trouble dans la fonction occasionne une congestion

permanente de la muqueuse et par suite un catarrhe de la vessie. Peu de vieillards sont assez privilégiés pour être affranchis de cette infirmité qui tient exclusivement à l'âge.

S'il y a un calcul, cette congestion est incontestablement plus forte et ces deux causes réunies aggravent la position du malade. Laquelle des deux opérations, de la taille ou de la lithotritie, présente le plus d'avantages dans ces conditions ?

Selon la forme que prend la prostate en se développant, deux effets contraires peuvent se produire : ou une rétention ou une incontinence d'urine.

S'il y a incontinence, c'est que le col de la vessie est entr'ouvert. Les graviers poussés par les contractions de la vessie peuvent s'insinuer dans le canal et devenir la cause d'accidents ; s'il y a rétention, c'est que le col est oblitéré ou le canal dévié. Comment alors espérer faire sortir des graviers, puisque l'urine, qui est liquide, ne peut passer ?

Dans le premier cas l'opération est inquiétante toujours et dangereuse souvent ; et dans le second elle est, pour le moins, illusoire.

Retirer les fragments, au moyen du lithotriteur à cuillers, c'est une opération délicate et toujours longue. Le passage réitéré des instruments ne peut qu'aggraver les accidents déjà existants et en faire naître d'autres.

La lithotritie n'est donc pas à beaucoup près inoffensive. — Est-elle au moins curative ?

Comment le serait-elle, puisque la vessie dans la majorité des cas ne se vide même pas de l'urine qu'elle renferme.

Les calculs s'y forment spontanément sous l'influence exclusive de cette cause, — à plus forte raison quand un fragment peut en devenir le noyau.

La taille, qui, dans nos mœurs chirurgicales, paraît réservée à l'enfance, convient mieux à la vieillesse.

L'opération se fait rapidement ; elle s'attaque du même coup aux deux causes du catarrhe vésical. En retirant la

pierre rapidement, on enlève au malade les souffrances qui
le minent et on fait disparaître la cause d'accidents ulté-
rieurs. — L'incision du col est en outre dans quelques circonstances une opération heureuse qui rend à la miction
toute sa liberté.

Le résultat de cette opération est franc; la récidive, en
dehors des causes générales qui ont produit la pierre, est
impossible ; la guérison est radicale.

L'infection putride qui l'a fait repousser comme dangereuse
est une complication qu'on peut éviter par les soins de propreté. — Le danger tient donc aux pansements et non à
l'opération.

Enfin, au point de vue des chances à courir, la lithotritie
ne peut qu'aggraver le catarrhe sans donner la certitude de
guérir la pierre, tandis que la taille peut guérir deux ma-
ladies : la pierre et les effets de l'hypertrophie prostatique.

Ainsi circonscrite la question se résume en ces termes :
La lithotritie chez les vieillards, à moins que la pierre
ne soit très-petite, présente des dangers et n'est pas radicalement curative. La taille, au contraire, donne des résultats immédiats et décisifs; elle n'est pas plus dangereuse
que la lithotritie et est mieux indiquée.

Voici mes conclusions, monsieur, vous ne les trouverez
pas plus exclusives que je ne les ai trouvées moi-même; mais
elles sont logiques, avouez-le.

Les formes que prend la prostate en se développant donnent au col vésical une physionomie variable que vous avez
décrite et appréciée comme un maître. J'ai admiré et j'ai
étudié vos travaux, et vous êtes, à votre insu, complice de
mes hérésies, — si je suis hérétique.

Je n'ai pas voulu faire ici le procès ni de la taille, ni de
la lithotritie, car ces deux opérations ont des indications
qui leur sont particulières, et les comparer est, ce me sem-

.ble, irrationnel. Mais ne trouvez-vous pas, comme moi, que la taille a une défaveur qu'elle ne mérite pas, et surtout dans un âge avancé? que les accidents qu'on lui reproche tiennent moins à l'opération qu'aux circonstances étrangères qui l'accompagnent? — Je parle de l'opération faite convenablement, et non des excentricités chirurgicales qui ont consisté trop souvent à vouloir faire passer une grosse pierre par un petit trou.

La lithotritie paraît inoffensive, parce qu'on ne coupe rien; mais l'est-elle en réalité, elle qui, bon gré mal gré, expose la *vessie malade* à être heurtée, râclée, piquée ou pincée?

Votre appréciation, du reste, sur cette question, vous dont le nom fait loi en pareille matière, serait d'un grand poids. Qu'elle me contredise ou non, la science y gagnera, et je regarderai comme un fait important et heureux d'avoir provoqué de votre part une discussion qui fixera les idées sur ces points délicats de la chirurgie.

Agréez, etc.,

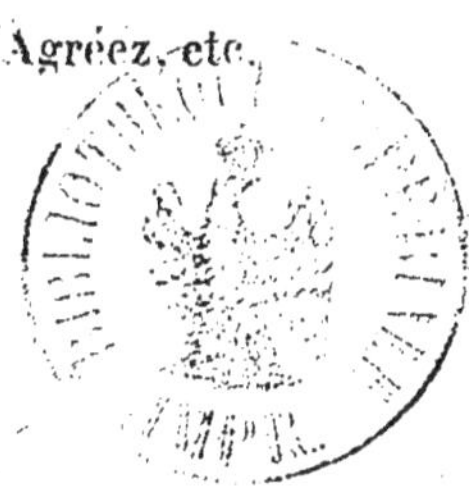

Félix Bron.

———oo⤫oo———

Lyon. — Impr. d'Aimé Vingtrinier, rue Belle-Cordière, 14.